EXPOSÉ

THÉORIQUE ET PRATIQUE

D'UN

TRAITEMENT CURATIF ET PRÉVENTIF

DE

LA GOUTTE

ET DES RHUMATISMES GOUTTEUX.

PRIX : 2 FRANCS.

PARIS,

CHEZ **LABÉ**, LIBRAIRE,

4, PLACE DE L'ÉCOLE-DE-MÉDECINE.

Te 107
107

EXPOSÉ

THEORIQUE ET PRATIQUE

D'UN

TRAITEMENT CURATIF ET PRÉVENTIF

DE

LA GOUTTE

ET DES RHUMATISMES GOUTTEUX.

IMP. DE E. BAUTRUCHE, 20, RUE DE LA HARPE.

EXPOSÉ

THÉORIQUE ET PRATIQUE

D'UN

TRAITEMENT CURATIF ET PRÉVENTIF

DE

LA GOUTTE

ET DES RHUMATISMES GOUTTEUX,

PAR

LE DOCTEUR **LAVILLE**.

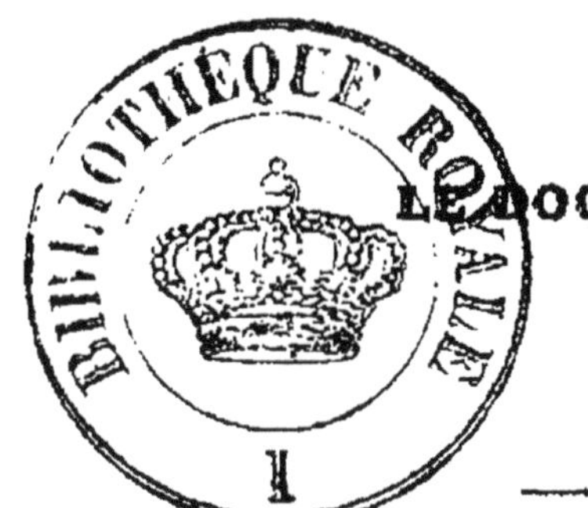

PARIS,

CHEZ **LABÉ**, LIBRAIRE,
4, PLACE DE L'ÉCOLE-DE-MÉDECINE.

1848

EXPOSÉ

THÉORIQUE ET PRATIQUE

D'UN

TRAITEMENT CURATIF ET PRÉVENTIF

DE

LA GOUTTE

ET DES RHUMATISMES GOUTTEUX.

———

Livré depuis longues années à des études spéciales sur les maladies arthritiques et sur la goutte en particulier, je cède aux instances des personnes les plus honorables en faisant connaître sommairement le fruit de mes recherches.

Les goutteux, en général, sont défiants

en fait de remèdes ; et il faut l'avouer, leur défiance n'est que trop bien justifiée. En effet, pour quiconque ne vit pas au jour le jour, le point essentiel n'est pas de faire avorter une attaque de goutte, mais de savoir si le moyen pour y parvenir ne serait pas tôt ou tard dangereux, comme tant de remèdes vantés jusqu'ici.

En commençant mon travail, je me suis posé ces deux questions :

1° En quoi consiste la goutte ?

2° Quelles doivent être les propriétés d'un médicament pour la guérir non-seulement sans danger, mais avec profit pour la santé ?

Pour la solution de la première question, j'ai d'abord consulté les meilleurs ouvrages des anciens et des modernes depuis Hippocrate jusqu'à Sydenham et Scudamore ; mais tout en rendant hommage à leurs vues plus ou moins ingénieuses, je n'ai rencontré nulle part une définition nette, claire et précise. Et parmi les plus affirmatifs il n'en est pas dont les théories soient pleinement sanctionnées par la pratique. Cela vient sans doute de ce que pour les uns les moyens d'investigation n'étaient pas assez perfectionnés, et de ce que les autres n'ont pas suffisamment interrogé la chimie dans des questions où elle devait remplir le principal rôle. J'ai donc été obligé d'étudier la diathèse goutteuse sur les goutteux eux-mêmes, et ainsi j'ai pu soumettre mon travail au contrôle de l'expérience.

J'épargnerai au lecteur la longueur et l'aridité d'un labeur aussi opiniâtre pour le conduire vite à la conclusion.

En interrogeant soigneusement tous les goutteux, en réfléchissant à leurs antécédents, en ne négligeant aucun commémoratif, j'ai constamment observé que les premières atteintes de la goutte ont toujours et invariablement été précédées *d'un changement* ou *d'une suppression* de la transpiration, d'un désordre quelconque de la vessie ou des intestins, et il n'y a pas, que je sache, une seule exception à cette règle.

J'ai soumis ensuite à des analyses fréquentes et rigoureuses les différents produits de sécrétion des goutteux, avant, pendant et après les crises.— De l'ensemble de mes observations et de mes recherches résulte pour moi la preuve évidente, confirmée d'ailleurs par l'expérience, que la goutte est due à un *défaut* ou à une *altération* de sécrétion, cutanée, urinaire ou intestinale.

Ceci posé, nous sommes déjà sur la voie pour déduire les propriétés d'un médicament propre à guérir la goutte, non-seulement sans danger, mais avec profit pour la santé.

Ce sera d'abord un médicament capable de rétablir la transpiration, si elle a été supprimée ; de ramener le cours des urines à son volume normal, et de détruire la constipation, si elle existe. Mais il ne suffirait pas encore que ces trois fonctions se fissent bien sous le rapport de *la quantité*, elles demandent encore et surtout *la qualité*.

En effet, nous avons parlé non-seulement du *défaut*, mais aussi de l'*altération* de sécrétion. Car la transpiration, la miction et l'exonération doivent être non-seulement assez abondantes, mais charrier au dehors certains principes dont le séjour produirait les plus graves désordres.

C'est précisément ce que nous voyons dans la goutte. N'arrive-t-il pas souvent qu'après une attaque, les articulations se trouvent déformées par des concrétions tophacées ?

N'est-ce pas une indication de la nature pour nous mettre sur la voie ?

Ces traces du passage de la goutte ont été analysées par les chimistes Wollaston, Fourcroy, Vauquelin, Barruel, et tout le monde connaît maintenant les sels dont elles sont composées.

Restait donc à trouver un médicament, un composé quelconque, qui empêchât ces sels de se concentrer aussi abondamment dans l'économie.

Ainsi, après avoir répondu à la première question, nous sommes en mesure maintenant de résoudre la seconde, savoir : Quelles doivent être les propriétés d'un médicament pour guérir la goutte non-seulement sans danger, mais avec profit pour la santé ?

Ce sera donc un médicament qui donnera aux produits des trois grands émonctoires du corps *la quantité* et *la qualité* nécessaires.

Pour s'assurer si cette condition est remplie, rien de plus facile.

Quant à la quantité, le plus simple bon sens en est juge.

Pour la qualité, les réactifs chimiques le prouveront de la manière la plus convaincante.

Ainsi quels sont les principaux sels qui

composent les *nodus* des articulations ?

Ce sont l'acide urique, l'urate d'ammoniaque, de soude et le phosphate de chaux.

Eh bien, lorsqu'on aura pris d'une liqueur vraiment anti-goutteuse, voilà précisément les sels qui devront se trouver dans les évacuations et en particulier dans l'urine. De sorte que l'analyse qui en montrait à peine quelques traces avant l'usage de cette liqueur, en découvrira, pendant et après son emploi, une énorme quantité qui n'y existait pas auparavant.

Mais si des hauteurs de la théorie nous descendons à la pratique, pourrons-nous maintenir toutes nos propositions ? Les conditions rigoureuses, mais nécessaires, que nous avons imposées à un médicament anti-goutteux, pourront-elles être remplies avec succès ?

C'est notre conviction la plus intime qu'il doit en être ainsi ; l'épreuve sera victorieuse, ou il faut rejeter un médicament trompeur : aussi appelons-nous toute la sévérité des investigations les plus minutieuses sur la liqueur que nous nommons *curative et préventive* de la goutte, d'après les effets mêmes qu'elle produit.

Si nous nous étions bornés à expliquer la nature de la goutte, et à montrer seulement les indications à remplir, l'inutilité de notre rôle en eût égalé la facilité. Les hypothèses, on le sait, ne manquent jamais ; les préceptes ont toujours abondé, mais la pratique, la saine et bonne pratique a toujours été aussi rare qu'elle est précieuse. Si la loyauté nous obligeait à montrer le but, la conscience nous forçait à mettre tout en œuvre pour l'atteindre.

Y sommes-nous parvenus en effet ?

Nos recherches, nos travaux, nos expériences, nos sacrifices de tout genre ont-
ils été couronnés de succès ?

Cette question a toujours été résolue
affirmativement par toutes les épreuves
auxquelles la liqueur *curative et préven-*
tive a été soumise, jusqu'au point que par
la synthèse on peut recomposer les *nodus*
dont l'analyse avait démontré les principaux éléments.

Donc la liqueur *curative et préventive*
fournit la preuve la plus convaincante que
médicamént ait pu jamais offrir.

C'est donc la méthode la plus ration-
nelle que l'on puisse suivre ; et nous pou-
vions vraiment répondre à un général qui
nous demandait où passait la goutte :
qu'elle suivait le cours des évacuations,
puisqu'en effet l'analyse chimique, comme

nous l'avons dit plus haut, y retrouvait tous les principes qui la produisent.

Il n'y a donc pas possibilité de répercussion, et loin qu'il y ait danger, il y a profit pour la santé à faire usage de cette liqueur, puisqu'elle empêche la prédominance et le séjour de certains sels pernicieux à toute l'économie.

Manière de faire usage de la liqueur dans la goutte aiguë.

Quand on est en proie à la douleur, il faut prendre *une* cuillerée à café de la liqueur ; *deux* même, si l'invasion est très-violente et les souffrances atroces ; et ensuite toutes les 4 ou 5 heures, *une seule* cuillerée jusqu'à concurrence en tout de *quatre* ou *cinq* cuillerées à café, à moins que par la cessation de la douleur ou l'apparition des garderobes, on ne fût pas obligé d'aller jusqu'à ce nombre.

Quoi qu'il en soit, ces cuillerées étant prises, ou à peu près, il faut attendre 36 ou 48 heures avant de recommencer ; car le médicament, prompt à calmer la douleur, et à enrayer l'accès à toutes ses périodes, ne détermine quelquefois des évacuations que 2 jours après son ingestion ; c'est pourquoi il ne faut pas se hâter de répéter trop vite les doses.

Si, après avoir suspendu le médicament pendant 2 jours, il n'y avait pas d'évacuations, et s'il restait encore de la douleur, il faudrait reprendre quelques cuillerées à café, *trois* ou *quatre* en un jour, avec les intervalles marqués ci-dessus et se reposer au moins 24 heures pour laisser agir le médicament.

Du reste, on sera bien vite au courant du nombre de cuillerées nécessaires pour obtenir quelques évacuations, et on se réglera là-dessus ; mais il ne faut jamais prendre plus de *quatre* ou *cinq* cuillerées à café en un jour.

Ces cuillerées étant prises, il est nécessaire d'en attendre l'effet un ou deux jours, avant de recommencer, si l'amélioration ne se dessinait pas, ce qui doit être extrêmement rare et ne pourrait venir que d'une constitution réfractaire à toute action purgative. Si 10 ou 12 heures après avoir pris *quatre* ou *cinq* cuillerées à café, on ne remarquait aucune disposition aux évacuations, on pourrait les provoquer en buvant du bouillon aux herbes, de veau, de poulet, etc., et en prenant des lavements d'eau ordinaire, ou rendus laxatifs par l'addition u 60 gr. de miel rouge.

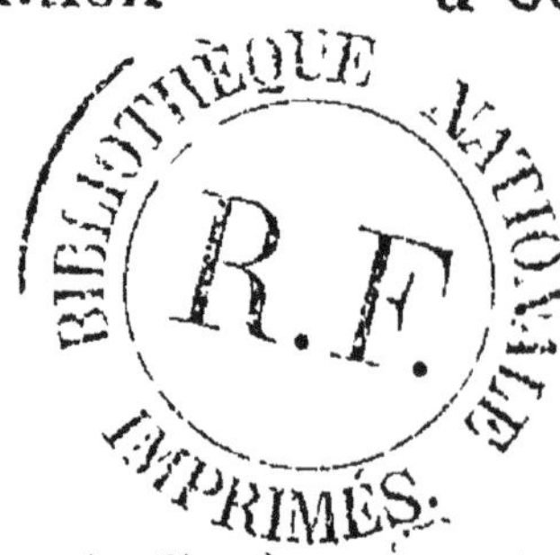

Nous avons guéri des attaques violentes sans exciter de garderobes; l'exubérance du principe goutteux avait coulé avec la sueur et les urines. En général, il est plus sûr d'en obtenir, parce que le mieux ne tarde presque jamais à venir à leur suite; mais si l'amélioration s'était prononcée, il ne faudrait nullement s'en préoccuper.

Si le nombre des selles paraissait suffisant et qu'on jugeât à propos d'en suspendre le cours, soit à cause d'une constitution faible et débile, soit pour tout autre motif, on donnerait quelques demi-lavements émollients de graines de lin ou de racine de guimauve avec addition, si c'était nécessaire, de quelques gouttes de laudanum, et les évacuations cesseraient aussitôt.

Pendant une huitaine de jours, après une attaque de goutte aiguë, il est bon de prendre quelques cuillerées à café de la liqueur pour avoir 2 ou 3 selles par jour, afin d'éliminer le reste du principe goutteux. On conçoit, du reste, qu'il ne puisse être fixé d'avance un nombre de jours bien précis : cela dépend du sujet et surtout de la nature de la goutte.

Si l'on a attendu que les articulations fussent énormément gonflées, il faudra plus de temps évidemment pour que la résolution s'opère. Si l'on a été assailli par une de ces attaques qui auraient sévi pendant 3 ou 4 mois, on ne doit pas s'étonner si pendant quelques jours il faut être sur ses gardes.

Après avoir quitté, la goutte menace-t-elle encore ? Ce n'est peut-être qu'une panique ; mais ne parlementez pas et chassez jusqu'au doute en buvant quelques cuillerées.

D'après une longue expérience qui ne s'est jamais démentie, nous pouvons affirmer que si un goutteux se trouve forcé de garder le lit pendant quelques jours, il ne devra s'en prendre qu'à lui-même : c'est qu'il n'aura pas suivi nos prescriptions et qu'il aura donné le temps à la goutte d'élire domicile.

Pendant le premier jour de crise aiguë, où l'on prend régulièrement les cuillerées, il est bon d'observer la diète, et même pendant le second jour de manger peu. Les jours suivants on peut davantage satisfaire son appétit; mais pendant toute la durée de la crise, l'alimentation doit être très-modérée. Au reste, la liqueur produisant un peu d'inappétence favorise d'autant mieux le traitement.

Pour prendre les doses, il faut qu'il y ait 3 heures avant et 5 heures au moins après un repas, afin de ne pas troubler la digestion.

Les cuillerées se prennent pures ou dans un peu d'eau sucrée, ou mieux encore dans un peu de thé, une infusion de mélisse, de tilleul, de menthe, dans un sirop quelconque, à volonté.

Cette liqueur offre même cet avantage qu'elle peut être prise en lavement, tout en conservant la même efficacité. On aurait soin de débarrasser préalablement l'intestin par un lavement ordinaire, ensuite on mettrait une dose double, c'est-à-dire *deux* cuillerées à café de la liqueur dans un quart de lavement d'eau simple ou de graines de lin qu'on garderait le plus longtemps possible. On le réitérerait plus ou moins souvent, selon l'effet ; et si l'on ne pouvait le garder assez longtemps pour

en obtenir un résultat, il faudrait le renouveler.

Ainsi les personnes qui pendant les accès éprouvent des vomissements pourront
choisir ce moyen : car nous le répétons,
le médicament est aussi efficace par la
voie anale, et chacun est libre d'opter pour
l'un ou l'autre mode d'introduction.

Cette facilité de se guérir par un moyen
aussi simple doit, ce nous semble, aplanir
beaucoup de difficultés.

Manière de faire usage de la liqueur pour prévenir une attaque de goutte.

Quand l'attaque aiguë est passée, il ne
faut pas s'endormir dans une fausse sécurité et croire que l'ennemi vaincu ne re-
viendra jamais à la charge. Loin de nous la

sotte prétention de guérir à tout jamais, en une seule fois. La goutte est une hydre dont il ne faut pas se contenter d'abattre une seule tête. Mais si au premier avertissement de la douleur, après un excès de table, de plaisir, de fatigue, de travail ; si enfin aux premières sensations de ces avant-coureurs qui trompent rarement un goutteux, on a recours aux cuillerées, l'accès près d'éclater sera conjuré sur le champ.

En outre, comme mesure de prudence, on prendra tous les 15 jours, ou au moins tous les mois, quelques cuillerées à café de la liqueur pour donner issue au principe goutteux qui s'affaiblira ainsi de plus en plus. La constitution s'épurera par cette élimination périodique et l'économie se verra peu à peu délivrée d'un des plus grands fléaux qui affligent l'humanité.

Manière de faire usage de la liqueur dans la goutte chronique.

Dans la goutte chronique on éprouve souvent une douleur sourde, de la raideur, de l'empâtement dans les articulations, de la difficulté à se mouvoir ; les paroxysmes sont moins tranchés que dans la goutte aiguë ou régulière ; mais si la douleur a moins d'acuité, en revanche, elle ne connaît pas d'interruption. Souvent la goutte quitte son siége de prédilection, les articulations, pour se porter à l'intérieur sur un organe plus important : c'est ce qu'on a appelé *goutte remontée.* Dans tous ces cas il est essentiel de recourir à la liqueur pour s'opposer au développement d'accidents qui pourraient devenir funestes.

On prendra donc, matin et soir, *une*

cuillerée à café, ou une cuillerée et demie, un peu plus un peu moins, selon les tempéraments, pour obtenir deux ou trois selles par jour. Ces prises, éloignées de deux ou trois heures avant et de quatre ou cinq heures après les repas, ne dérangeraient en rien le régime ordinaire. On continuerait ainsi pendant une semaine pour se reposer la semaine suivante.

Si la goutte était très-ancienne et par conséquent très-opiniâtre, on comprend qu'une semaine ne suffirait pas pour s'en délivrer à toujours et qu'il serait nécessaire de recommencer plusieurs fois. Mais avec quelque persévérance, les symptômes perdront graduellement de leur intensité ; la goutte n'effraiera plus par ses anomalies et ses métastases ; les organes reprendront leurs fonctions normales et les articulations leur jeu régulier.

En résumé, quels avantages présente cette liqueur :

1° On n'aura pas à craindre de crises aiguës, puisqu'on pourra toujours les conjurer, dès que les premiers symptômes menaceront. Ainsi l'on ne sera jamais cloué sur son lit de douleur et l'on pourra toujours vaquer à ses affaires.

2° Cette liqueur employée pendant un accès, n'importe à quelle période, et quelque violente que soit la douleur, on verra bientôt le calme se rétablir et tout rentrer peu à peu dans l'ordre.

3° Par son usage, à des époques déterminées, la concentration des sels n'ayant plus lieu, la goutte ne pourra plus éclater aussi facilement ; de même que la soupape de sûreté prévient l'explosion de la vapeur.

4º La santé générale s'améliorera de plus en plus, débarrassée qu'elle sera d'une surabondance de principes qui produisent non-seulement la goutte, mais la gravelle, les rhumatismes et ces mille maladies protéiformes, qui épuisent les pauvres malades sans trêve et sans relâche.

5º Toutes les constitutions, quelque nerveuses, quelque fatiguées qu'elles soient, pourront toujours user de cette liqueur, puisque, prise même en lavement, elle conserve toute sa vertu.

Il n'y a pas, que je sache, de contre-indication à l'usage de la liqueur curative et préventive. Si cependant l'estomac était d'une susceptibilité nerveuse extraordinaire, habituellement sujet au vomissement, ou affecté d'inflammation aiguë, il serait prudent alors d'administrer le médicament à très-petite dose, ou mieux encore en lavement.

Quant au régime, il serait impossible d'en prescrire un qui pût convenir à tous les goutteux indistinctement; chaque constitution a ses règles particulières. Nous pouvons dire en thèse générale, que les goutteux doivent s'abstenir de viandes noires fortement azotées, de boissons alcooliques, de vins capiteux, en un mot d'une alimentation trop succulente qui, sous un petit volume, fournit au corps des matériaux trop abondants dont il se trouve surchargé.

Mais s'il est important de régler la vie du corps, il l'est encore bien plus de régler celle de l'esprit.

Les passions ardentes sont la source la plus féconde des maladies et de la goutte en particulier. Ainsi je connais un goutteux chez lequel un accès de colère est presque toujours suivi d'un accès de goutte. D'autres excès sont souvent punis de la même manière, et si le châtiment n'est pas toujours aussi prompt, il est rare qu'on y échappe entièrement : tant il est vrai qu'un traité de morale serait encore un bon traité d'hygiène.

Je n'attaque pas seulement ici les passions mauvaises, mais toutes les affections de l'âme portées à un trop haut degré: l'exaltation, la tristesse, les préoccupations trop vives, une ardeur trop grande pour l'étude : Sydenham composant son fameux *Traité sur la goutte* avait prédit que ce travail opiniâtre lui vaudrait un accès et plus long et plus douloureux, et la prédiction se vérifia.

En résumé, la sobriété en tout et pour

tout doit être pour le goutteux une loi dont il ne saurait s'affranchir sans s'ex- poser à des attaques et plus fréquentes et plus terribles.

Dans toutes les maladies des goutteux, il ne faut jamais perdre de vue la constitu- tion primitive. Une affection dont on ne peut triompher et qui de prime-abord semble étrangère à la goutte, n'est très- souvent qu'une goutte *remontée* ou *larvée* et ne disparaîtra par conséquent que par les anti-goutteux.

Maintenant disons un mot des objec- tions de certains goutteux.

Il est des malades qui semblent tenir à leur goutte, comme l'avare à son trésor. Ils s'imaginent, les pauvres gens, que la goutte est un brevet de longévité et qu'a- vec elle on est à l'abri de beaucoup d'autres maladies; comme si la goutte ne mettait pas sans cesse les jours en péril; et comme si par elle-même elle n'était pas le plus cruel de tous les fléaux. Des milliers d'exemples ne prouvent-ils pas en outre que la goutte est le germe des plus funestes affections auxquelles l'humanité soit en proie? Les maladies, filles de la goutte, épouvantent l'imagination non-seulement par leur nombre et leur gravité; mais surtout par leur soudaineté foudroyante: c'est l'épée de Damoclès sans cesse suspendue sur la tête.

D'autres goutteux redoutent une répercussion, une métastase, une transposition sur un organe important. Ces craintes sont légitimes et méritent une explication.

Quand la goutte était regardée comme un hôte inconnu, mystérieux, dont la visite glaçait d'effroi, mais dont il importait de

respecter les caprices, sous peine de s'at-
tirer toute sa colère et toute sa vengeance;
quand on immolait des victimes pour
apaiser son courroux, comme au temps
du poëte Lucien, alors le goutteux dans son
ignorance et son espèce de fétichisme,
pouvait bien se courber sous les coups de la
douleur, comme l'esclave stupide sous les
coups de fouet d'un maître barbare; il était
en quelque sorte excusable de se présenter
en holocauste à la goutte, comme les peu-
ples superstitieux sacrifient aux mauvais gé-
nies pour se les rendre favorables; mais si la
science n'est pas un vain mot; si la chimie
a porté son flambeau dans des questions
autrefois si obscures; si enfin la goutte
n'est et ne peut être qu'une concentration
dans l'économie de sels qui ne trouvent
pas d'issue, comme le prouvent physique-
ment et invinciblement les concrétions salines que la goutte laisse sur son passage,

pour nous enseigner elle-même son origine et sa nature, il est évident que ce qu'il y avait à faire, c'était de trouver un médicament ou un composé quelconque qui en rendant ces sels solubles les expulsât du corps.

Voilà précisément le but que ne manque jamais d'atteindre la liqueur *préventive* et *curative* de la goutte.

Dès lors, il est clair comme le jour que cette liqueur doit bannir non-seulement toute crainte de répercussion, mais qu'elle doit au contraire inspirer la plus parfaite sécurité. En effet, en chassant au dehors la surabondance des matières salines qui, accumulées, amoncelées dans les organes, y portent le ravage et la mort, l'équilibre se rétablit ; les articulations libres d'entraves s'assouplissent ; les appareils fonctionnent sans difficulté et la vie circule partout librement.

Nous ne saurions trop le redire : ce ne sont pas ici des hypothèses, de vaines théories, mais des vérités palpables, des faits physiques, matériels, confirmés par toutes nos expériences, répétées mainte et mainte fois.

Nous engageons du reste les personnes qui useront de cette liqueur, à livrer à un chimiste habile le produit de leurs sécrétions pour ne conserver aucune incertitude dans leur esprit.

En faisant cet appel, notre intention est d'asseoir la conviction sur une base inébranlable; en sorte que les goutteux qui, dans le doute, se sont abstenus, songent enfin à se garantir de tous les maux dont l'avenir les menace et ceux qui ont

fait usage, sans discernement, de médicaments dont le mode d'action est inconnu,
doivent réfléchir à une conduite aussi
aveugle et aussi pleine de dangers.

————

Des rhumatismes et de la gravelle.

Les rhumatismes ont en général des
liens d'affinité si étroits avec la goutte
qu'ils ont toujours été regardés comme
de la même famille. Cependant nous ne
pouvons leur promettre un résultat aussi
prompt, ni aussi décisif que s'il s'agissait
de la goutte. Mais plus ils participeront de
de la nature de cette dernière et plus efficace alors se montrera la liqueur.

Quoique la guérison ne soit pas aussi
rapide, nous pensons néanmoins que les

rhumatisants se trouveront bien d'obtem-
pérer aux conseils donnés aux goutteux,
l'expérience nous ayant démontré que la
médication anti-goutteuse était celle qui
convenait le mieux aux rhumatismes ar-
ticulaires ou musculaires, aigus ou chro-
niques.

Dans l'acuité, on se conformera pour les
doses à ce que nous avons prescrit pour la
goutte aiguë, et dans la chronicité, on fera
ce que nous avons ordonné pour la goutte
chronique.

Nous devons dire aussi que les personnes atteintes de gravelle, affection qui
souvent précède ou accompagne la goutte,
s'en délivreront facilement en suivant les
avis donnés pour la goutte chronique.

Remarque très-importante.

La liqueur curative et préventive dont le goût est assez agréable à la plupart des goutteux provoque quelquefois un peu de répugance chez quelques uns. Nous avons cherché la raison de cette anomalie et nous l'avons trouvée non dans le médicament lui-même, mais dans les dispositions exceptionnelles de certaines personnes qui supportent difficilement le liquide qui tient les substances en dissolution. Pour remédier à cet inconvénient, nous avons fait évaporer la liqueur en consistance d'extrait, nous avons composé des *pilules qui possèdent toute la vertu de la liqueur* et dont certains malades, à raison de leur idiosyncrasie particulière, pourront faire usage.

Quant à la manière de les prendre, on observera exactement les règles prescrites pour la liqueur et on se conformera en tout aux mêmes instructions. *Seulement au lieu d'une cuillerée on prendra deux pilules.*

Il n'y a rien de changé pour le reste, et tout ce que j'ai dit de la liqueur s'applique parfaitement aux *pilules qui n'en sont que l'extrait.*

Immédiatement après les pilules, qu'on peut envelopper dans toute espèce de confitures, il est bon de boire un demi verre d'eau sucrée, ou mieux encore une tasse d'une infusion aromatique quelconque, soit de thé, de mélisse, de menthe, de tilleul, de bourrache, édulcorée selon le goût du malade.

Nous avons conservé la liqueur parce

qu'elle plaît à la généralité des goutteux ; mais ceux auxquels elle ne conviendrait pas, pour quelque cause que ce soit, pourront, en toute confiance, se servir des pilules.

La liqueur et les pilules *curatives* et *préventives* de la goutte sont composées sur ordonnance magistrale.

Pour conserver leur composition pure et intacte, nous avons dû, dans l'intérêt des goutteux, prendre les plus grandes précautions.

En effet, à peine une recette est-elle publiée que chacun aussitôt s'empresse de la modifier, de la torturer de mille manières. On retranche une substance à cause de sa cherté, on en ajoute une autre par amour-propre, on abrège la composition par économie de temps ou d'argent, tout le monde enfin veut avoir voix au chapitre, c'est une telle discordance qu'on finit par ne plus s'entendre.

De tous les médicaments fameux légués par l'antiquité, consacrés par une longue expérience, il n'en reste pas un seul en crédit, parce qu'aucun n'a conservé sa pureté native.

Nous devions donc, dans l'intérêt public, faire choix d'un pharmacien, nous présentant toutes les garanties d'honneur et de capacité, l'initier à nos formules et à nos manipulations afin d'être certain qu'elles seraient scrupuleusement exécutées.

En s'adressant à la pharmacie que nous indiquerons à la fin de cette notice, les goutteux y trouveront notre médicament bien préparé et toujours homogène.

En désignant une pharmacie particulière, nous avons encore un autre but, c'est que le même pharmacien préparant souvent la même liqueur s'y montrera beaucoup plus habile et conservera ainsi au médicament une identité parfaite, et sur laquelle on ne pourrait malheureusement pas toujours compter s'il était préparé par tout le monde.

On sait de reste que les médicaments, quels qu'ils soient, qui devraient être toujours identiques, sont aussi différents que les officines où ils ont été préparés. Aussi les meilleurs médecins, dans certains cas et pour certaines formules, sont-ils obligés de recommander une pharmacie spéciale, puisque de l'exécution loyale et consciencieuse de l'ordonnance dépend toute son efficacité.

Au reste, le choix que nous avons fait du pharmacien est tellement honorable qu'il nous dispense de rien ajouter.

Quoique ce médicament, administré selon nos prescriptions, ne présente aucune espèce de danger, nous engageons cependant les goutteux à n'en faire usage qu'avec l'agrément de leur médecin qui en surveillera les symptômes et les modifiera selon les indications à remplir.

Ceux de nos honorables confrères qui dans des cas difficiles ont bien voulu en appeler à notre expérience, ont trouvé et trouveront toujours en nous le concours le plus empressé et le plus parfait désintéressement.

Lotions calmantes.

Ces lotions ne peuvent en aucune façon suppléer la liqueur ou les pilules, dont le propre est d'agir sur les éléments mêmes du mal ; mais elles offrent souvent une ressource qui peut être utilisée.

En voici la formule :

Alcool camphré, 5 gram.
Baume de Fioraventi, 50
Ammoniaque liquide à 22°, 35
Eau distillée, 500

Cette eau est celle dont je me sers le plus habituellement. Si l'on voulait dans quelques circonstances en accroître la force, on augmenterait la dose de l'alcool et de

l'ammoniaque ; et pour la diminuer, à l'é-
gard de certaines personnes dont la peau
est tendre et délicate, il suffirait de l'éten-
dre d'eau.

Lorsqu'un membre est atteint, il est bon,
tout en prenant les cuillerées ou les pilules,
de se frictionner le membre avec un linge
ou une éponge imbibée de l'eau calmante.
Il faut surtout éviter le froid, pendant ces
lotions qui sans être jamais nuisibles sont
souvent avantageuses.

Après avoir bien lotionné les membres
attaqués, il faut tenir sur la partie doulou-
reuse une compresse imprégnée d'eau calmante et la renouveler selon le besoin.

Ces lotions ont quelquefois apaisé la vio-
lence de la douleur, et donné ainsi le temps
à l'action de la liqueur ou des pilules de

se produire. Elles ont souvent aussi remédié à la faiblesse et au gonflement , suites d'une crise forte ou prolongée.

Dans certains cas, des lotions sur toute la périphérie du corps ont produit un bon effet ; dans d'autres, des bains de pieds ou des bains entiers dans lesquels on ajoutait de la soude ou de la potasse et du sel marin ont bien réussi.

C'est à l'expérience et à la sagacité d'un médecin habile qu'il faut en appeler pour satisfaire aux différentes indications.

Nous le répétons : ces lotions, ces bains, ne doivent être regardés que comme des moyens accessoires ; la médication fondamentale basée sur la liqueur ou les pilules *peut s'en passer* ; mais comme leur association a été souvent fort utile, nous avons dû le faire connaître.

Il nous eût été facile, comme à tant d'autres, de composer un volume en rapportant longuement un grand nombre de faits. Nous aurions pu aussi décrire en détail tous les symptômes de la goutte aiguë, chronique, de la goutte irrégulière ou anomale et de bien d'autres espèces de goutte encore. Mais à quoi bon tous ces tableaux où l'imagination peut toujours revendiquer la meilleure part ? Le goutteux ne demande-t-il pas plutôt la guérison que la description de souffrances qui ne lui sont que trop intimement connues ! De quelle utilité seraient de longs commentaires sur des observations plus ou moins exactes, si ce n'est de flatter l'amour-propre et de satisfaire la gloriole de l'auteur, sans profit aucun pour le malade.

Nous n'avons eu qu'un seul désir, celui d'être vraiment utile : aussi avons-nous restreint le plus possible le cadre de cet exposé, sans cependant rien omettre d'essentiel.

Si nous n'avons pas publié les lettres de félicitations qui nous ont été adressées, c'est que nous n'avons pas l'habitude d'emboucher la trompette, et nous pensons que le succès, pour être légitime et durable, ne doit être fondé que sur la vérité pure et simple de ce que l'on annonce. Les choses bonnes et consciencieuses se recommandent assez par elles-mêmes. D'ailleurs nous tenons à la disposition de tous ceux qui voudront se convaincre les preuves les plus nombreuses et les plus authentiques.

Nous recevrons toujours avec reconnaissance les observations qui nous seront adressées dans l'intérêt public et dans un but scientifique, et nous prions les personnes qui déjà ont bien voulu le faire, d'en agréer ici nos plus sincères remerciments.

LE DOCTEUR LAVILLE,

Rue du Bac, 66, à Paris.

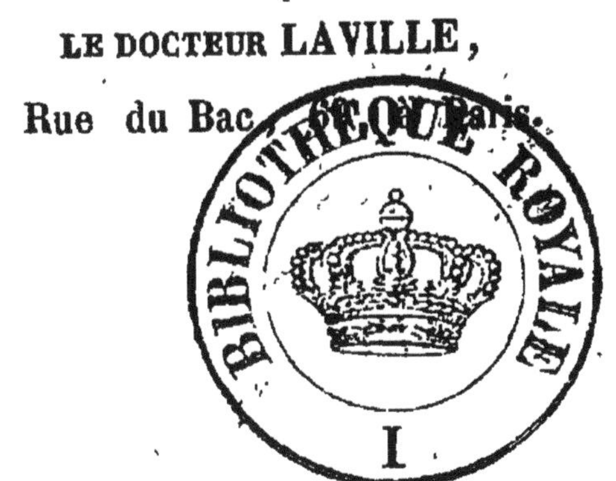

La liqueur et les pilules curatives et préventives de la goutte sont composées, selon la formule du docteur, par Uzac, pharmacien, rue du Bac, 80, à Paris.

www.ingramcontent.com/pod-product-compliance
Ingram Content Group UK Ltd.
Pitfield, Milton Keynes, MK11 3LW, UK
UKHW022336120726
13694UKWH00004B/1596